CONTRIBUTION A L'ÉTUDE

DE LA

GOUTTE RÉNALE

PAR

Louis PÉANO

DOCTEUR EN MÉDECINE DE LA FACULTÉ DE PARIS
ANCIEN INTERNE DE L'HÔPITAL D'ALGER
LAURÉAT DE L'ÉCOLE DE MÉDECINE D'ALGER

PARIS
OLLIER-HENRY, LIBRAIRE-ÉDITEUR
11, 13, RUE DE L'ÉCOLE DE MÉDECINE, 11, 13

1889

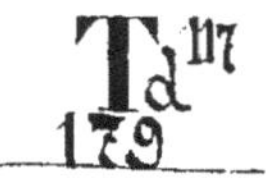

CONTRIBUTION A L'ÉTUDE

DE LA

GOUTTE RÉNALE

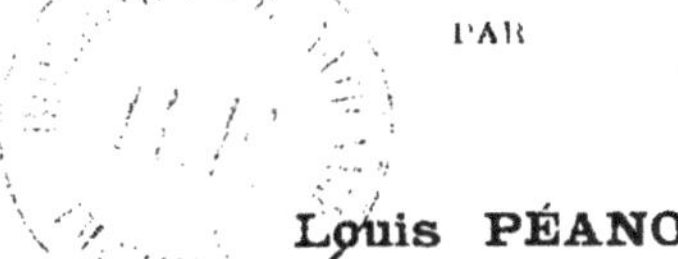

PAR

Louis PÉANO

DOCTEUR EN MÉDECINE DE LA FACULTÉ DE PARIS
ANCIEN INTERNE DE L'HÔPITAL D'ALGER
LAURÉAT DE L'ÉCOLE DE MÉDECINE D'ALGER

PARIS
OLLIER-HENRY, LIBRAIRE-ÉDITEUR
11, 13, RUE DE L'ÉCOLE DE MÉDECINE, 11, 13

1889

A LA MÉMOIRE DE MON PÈRE

A MA MÈRE

A MA SŒUR

A MON BEAU-FRÈRE

A MES PARENTS

A MES EXCELLENTS AMIS

LES DOCTEURS LOUIS MARINI ET JULES BENOIT

A MES COLLÈGUES D'INTERNAT

P. CHALANCON, L. LABBÉ, P. MALBOS

A MES MAITRES DE L'ECOLE D'ALGER ET DE
LA FACULTÉ DE PARIS

A MON PRÉSIDENT DE THÈSE

MONSIEUR LE PROFESSEUR PROUST

Inspecteur général des services sanitaires.
Membre de l'Académie de Médecine.
Médecin de l'Hôtel-Dieu.
Officier de la Légion d'honneur.

Que M. le Professeur Proust veuille bien agréer le témoignage de notre reconnaissance pour l'honneur qu'il nous fait en acceptant la présidence de notre thèse.

CONTRIBUTION A L'ÉTUDE

DE LA

GOUTTE RÉNALE

I

INTRODUCTION

En choisissant comme sujet de notre thèse inaugurale l'étude de la pathogénie de la goutte et de certaines de ses manifestations ab-articulaires, nous ne nous dissimulons nullement combien il est délicat d'aborder cette grande question, après tant d'éminents cliniciens, qui ont attaché leur nom à son histoire.

Aussi notre but est-il plus modeste. Les théories d'Ebstein, dont les idées ont été propagées en France depuis la traduction de son *Traité de la goutte* (1), ont soulevé de

1. W. Ebstein, de Göttingen. *La goutte, sa nature et son traitement*. Traduction E. Chambard. Introduction de M. le professeur Charcot, 1887.

vives discussions. Elles ne tendaient en effet à rien moins qu'à changer, sinon complétement, au moins dans un de leurs points essentiels, les théories actuellement acceptées par la généralité des auteurs sur la manière d'être du processus goutteux.

Plusieurs cas de goutte, que nous avons été à même d'observer, ont appelé notre attention sur ce sujet, et c'est ce qui nous a décidé à entreprendre, dans ce travail, l'exposé succinct des théories d'Ebstein, à les mettre en face des théories anciennes ou modernes, et à résumer les objections que l'on a cru devoir élever contre ces vues nouvelles.

Nous avons trop le sentiment de notre peu de compétence sur ces questions doctrinales, pour espérer apporter dans ce travail des vues bien nouvelles; nous nous efforcerons de présenter avec clarté les arguments que s'opposent les partisans et les adversaires des idées nouvelles, arguments qui sont encore bien loin d'être définitivement jugées, ainsi que la longue discussion sur la nature et le traitement de la goutte, soulevée au VIIIme Congrès allemand de médecine interne en avril 1889, suffirait à en donner la preuve.

Ebstein distingue et décrit isolément deux formes de goutte, la goutte articulaire primitive et la goutte rénale primitive; la goutte rénale n'est le plus souvent qu'une simple complication viscérale de la goutte articulaire, c'est alors la néphrite goutteuse secondaire.

Au point de vue pathogénique, la goutte doit être étudiée dans les périodes intercalaires, séparant les accès, et il faut tenir grand compte des conditions dans lesquelles se produisent les dépôts uratiques. Partant des résultats fournis par l'observation des malades et de ceux tirés de ses recherches expérimentales, Ebstein se refuse à admettre avec Garrod que les dépôts d'urates cristallisés soient imputables à l'inflammation goutteuse. L'acide urique au lieu d'être un corps étranger, qui par sa présence amène dans les tissus un processus inflammatoire, est un poison chimique qui agit directement sur les éléments anatomiques en provoquant des processus, soit inflammatoires, soit nécrosiques.

Notre intention est surtout d'étudier la goutte rénale secondaire et primitive et de montrer quels sont les relations qui unissent la goutte saturnine à la néphrite, côté de la question, laissé dans l'ombre par le professeur de Göttingue, qui se borne à poser le problème sans chercher à le résoudre, faute de matériaux suffisants.

II

DES LÉSIONS RÉNALES DANS LA GOUTTE ARTICULAIRE

Lésions anatomiques.

C'est un fait admis par tous les auteurs que la fréquence des lésions rénales, et leur importance au cours de la goutte. Elles sont même à ce point caractéristiques que l'on a décrit comme une variété distincte de néphrite le rein goutteux, et que la constatation seule des lésions rénales peut dans certains cas suffire pour affirmer le diagnostic.

Sydenham, Morgagni, Musgrave avaient déjà signalé les troubles de fonctions rénales qui s'observent chez les goutteux, et depuis lors les travaux de Chomel, de Rayer, de Civiale, de Todd, de Garrod, de Dickinson, de Johnson, des professeurs Charcot, Cornil, Bouchard, etc., ont élucidé d'une façon à peu près complète l'histoire anatomique de la goutte rénale.

Au point de vue macroscopique, l'aspect du rein goutteux est variable, suivant qu'il s'agit soit d'une néphrite secondaire à des lésions du calice et des bassinets, d'une pyélo-néphrite calculeuse, soit d'une véritable néphrite interstitielle,soit encore de la formation de dépôts uratiques, analogues à ceux des articulations, soit enfin de formes mixtes. A ces différentes variétés des lésions rénales, dues à la goutte, il convient d'ajouter la goutte rénale primitive, différant plus, il est vrai, de la néphrite goutteuse classique par ses caractères cliniques et son évolution que par ses lésions anatomiques.

L'organe est dans le rein goutteux classique, petit, atrophié, rétracté. Il est entouré par une épaisse couche de graisse. La capsule est épaissie, inégale, hérissée de granulations, séparées par des sillons multiples et très adhérente à la substance corticale. La surface granuleuse du rein est souvent aussi parsemée de kystes. En résumé, c'est le rein contracté type. Sur la coupe, le tissu rénal dur, résistant, est parsemé de saillies jaunâtres et de kystes ; la substance corticale, toujours amincie est quelquefois considérablement atrophiée et réduite à une mince couche de un ou deux millimètres d'épaisseur.

Les altérations essentielles du rein goutteux se résument en dernière analyse dans l'existence d'une inflammation interstitielle, caractérisée par l'abondance de la trame conjonctive, dans laquelle sont disséminés les *tubuli contorti*, qui sont isolés les uns des autres par des bandes conjonctives, formées de tissu fibreux plus ou moins riche en cellules embryonnaires.

D'ailleurs il faut bien savoir que pour être la plus fréquente chez le goutteux, la forme interstitielle de la néphrite peut manquer. On trouve alors, soit un gros rein à granulations de Bright, soit un rein petit, blanc et lisse (Cornil et Ranvier) (1).

1. Cornil et Ranvier. *Manuel d'histologie pathologique*. 2e édition. T. II, p. 603. 1884.

En même temps, on observe une seconde lésion, bien autrement caractéristique celle-là du processus goutteux, nous voulons parler de la présence dans le rein de dépôts cristallins formés d'urates et notamment d'urates acide de soude.

On distingue habituellement alors deux cas, suivant qu'il s'agit d'acide urique libre ou d'infarctus uratiques, c'est-à-dire suivant que l'on se trouve en face de la goutte rénale ou de la gravelle rénale (Rendu). Néanmoins, il ne faudrait pas être trop absolu car, outre qu'au point de vue étiologique les lésions sont de même nature, elles s'associent si fréquemment, qu'il serait illégitime d'en scinder absolument la description.

Où se forment les dépôts uratiques? C'est une question assez délicate, qui n'a pas été résolue dans le même sens par tous les auteurs. Dès 1843, Castelnau (1) cité par M. Rendu, écrivait : « Tous les cônes tubuleux ren- « ferment des dépôts de matière blanche comme l'émail, « en tout semblable à celle des articulations ; cette matière « est disposée en stries très fines qui affectent la *direction* « *des tubes urinifères et semblent être contenus dans l'in-* « *térieur des tubes eux-mêmes.* Ce n'est que dans des « points très rares qu'on la trouve sous forme de granu- « lations amorphes, infiniment petites et toujours d'un « blanc éclatant ». En 1863, MM. Charcot et Cornil (2),

1. Castelnau. *Arch. gén. de méd.*, T. III. p. 285, 1843.
2. Charcot et Cornil. *Contributions à l'étude des altérations anatomiques de la goutte et spécialement du rein chez les goutteux.* Mémoires de la Société de Biologie, p. 139, 1863.

ont décrit des dépôts cylindriques d'urate de soude amorphe occupant la lumière des tubes urinifères.

M. le professeur Charcot a posé en loi que les dépôts uratiques se rencontrent dans la région papillaire. D'après une observation de Litten (1) et plusieurs faits d'Ebstein (2), cette loi serait sujette à quelques exceptions et les dépôts d'urates pourraient se rencontrer dans la substance corticale, où ils seraient d'ailleurs bien plus rares.

Todd (3) n'affirme rien sur le siége initial des dépôt uratiques, néanmoins, il admet que dans certains cas les traînées d'urate de soude, que l'on rencontre le long des canalicules urinaires, remplissent certains d'entre eux.

Garrod, d'abord de cet avis, a été conduit par des recherches ultérieures à cette opinion que les concrétions goutteuses paraissent déposées surtout en dehors des canalicules urinaires, dans le tissu cellulo-fibreux du rein, comme si ce tissu avait été le siége d'une inflammation goutteuse (4).

Virchow (5) a rencontré de l'urate de soude dans les canaux dilatés de la substance médullaire.

M. Lancereaux (6) décrit les dépôts uratiques occupant les canalicules urinaires eux-mêmes, et en remplissant

1. Litten. *Virchow's Archiv.* Band LXVI, s. 129.
2. Ebstein. *Loc. cit.*
3. Todd. *Clin. lect. on certain diseases of the urinary organs*, Londres 1857.
4. Garrod. *Nature et traitement de la goutte*, p. 266.
5. Virchow. *Virchow's Archiv.* Bd XLIV, s. 138.
6. Lancereaux. *Dict. encyclop. des sciences méd.* Art. Rein.

plus ou moins complètement la lumière, sous forme de masses sphériques ou radiées en forme d'éventail. Ces dépôts finissent par détruire peu à peu les canalicules.

E. Wagner (1) a rencontré dans les reins atrophiés chez les saturnins des sels uriques dans les canalicules urinaires, et fait remarquer leur absence probable dans le tissu interstitiel. Dans la substance corticale, les dépôts uriques siègent dans les glomérules profondément altérés.

Litten (2) a vu les grosses houppes cristallines, remplissant la lumière des canalicules urinaires, mais en outre, il admet que les sels uratiques se déposent sous forme de houppes ou d'aiguilles dans les mailles agrandies du tissu interstitiel, et c'est ainsi qu'il les observa régulièrement ordonnées autour des canalicules urinaires dans la substance corticale.

Pour Dickinson (3) l'urate de soude ne se dépose que dans le tissu conjonctif intertubulaire, qu'il s'agisse de goutte ordinaire ou de goutte saturnine.

MM. Cornil et Ranvier (4), décrivent avec soin les traînées blanchâtres, opaques, brillantes, constituées par l'urate de soude, qu'il est rare de trouver dans la substance corticale, et qui s'observent à la partie inférieure des pyramides.

1. E. Wagner. *Nierenkrankecten en Ziemmsew's Handlems*, s. 293, 1882.

2. Litten. *Loc. cit.*

3. W. H. Dickinson. *On the pathology and treatment of albuminurie*, 1868, p. 125.

4. Cornil et Ranvier (*Loc. cit.*), p. 604.

Ces taches sont constituées par des cristaux allongés, des aiguilles extrêmement minces, très réfringentes, et très serrées les unes contre les autres. C'est l'accumulation de ces petits cristaux qui donne aux cones leur aspect caractéristique.

« Si l'on fait agir sur ces petites masses l'acide acéti-
« que ou l'acide chlorhydrique, elles se transforment en
« acide urique et l'on peut alors s'assurer que le dépôt
« cristallin occupait les cellules et les fibres du tissu con-
« jonctif intertubulaire, en même temps que les cellules
« des tubes droits et leur lumière. Dans l'intérieur des
« tubuli, le dépôt formé est le plus souvent amorphe ».

D'après M. Rendu (1), les concrétions uratiques, quelles que fussent d'ailleurs leurs apparences extérieures (fines aiguilles cristallisées, autour d'un centre commun, grosses aiguilles allongées en éventail, ou isolées, boules noirâtres constituées par un feutrage serré de très fins cristaux aciculaires), sont situés dans le tissu conjonctif, n'empiétant nullement sur les tubes urinifères.

Se fondant sur l'examen d'un certain nombre de reins goutteux, Ebstein (2), admet l'opinion suivante, notablement en désaccord avec les idées reçues aujourd'hui. Tous les dépôts cristallins d'urates, qu'il s'agisse ou non de reins, atteints de dégénérescence amyloïde, sont renfermés dans une substance amorphe et entièrement homogène. On ne découvre qu'avec peine dans ces points quel-

1. Rendu. *Dictionnaire encyclopédique des sciences médicales*, art. « Goutte », p. 32.

2. Ebstein. *loc. cit.*, p. 16.

ques cellules ou quelques noyaux. Dans certains endroits, on observe des rangées de cellules plus ou moins bien conservées et qui ne sont autres, ainsi que le montre l'examen à un fort grossissement, que les vestiges des canalicules urinaires en voie de dégénérescence.

En un mot, dans ces points, la nécrose n'était pas encore complète, mais en voie de le devenir. Ce sont ces foyers qu'Ebstein nomme « *nécrotisants* ». La dégénérescence se complète du reste, et il se forme ainsi des cavités, finissant par occuper toute l'étendue des foyers qui leur ont donné naissance.

Aussi Ebstein admet-il qu'il s'agit ici de nécrose du tissu rénal, d'une destruction circonscrite avec disparition de la structure normale, sans aucune trace de suppuration.

Autour de ces foyers nécrosés, existe une zone enflammée, plus ou moins large et séparant nettement les points mortifiés du tissu sain. L'examen microbiologique montre l'absence de micro-organismes dans ces foyers.

Ces foyers de nécrose s'observent tout particulièrement dans la substance médullaire, mais on peut aussi les observer dans l'écorce et notamment dans les glomérules dont ce serait un mode de disparition. Alors, sur les coupes, on trouve dans la capsule de Bowmann une masse amorphe, homogène, occupant la place du bouquet vasculaire.

Dans cette masse amorphe, existent en nombre plus ou moins considérable des aiguilles cristallines, incolores, affectant le plus souvent une disposition radiée.

Les foyers de nécrose sont plus étendus que les dépôts cristallisés, qu'ils entourent complétement et dans certains foyers, les cristaux sont rares ou même peuvent manquer.

Donc, deux espèces de foyers de nécrose dans les reins goutteux ; ceux où dominent les dépôts cristallins, ceux où ils sont peu nombreux.

Il peut sembler étonnant que les histologistes n'aient pas signalé les foyers de nécrose, tels que les décrit et les figure Ebstein, dans les reins goutteux. Il faut admettre alors que ceux-ci ont uniquement observé des foyers nécrosés avec dépôt cristallin total, ou bien qu'ils ont pris ces foyers pour des canalicules urinaires dilatés et remplis par une masse homogène et amorphe, au sein de laquelle se seraient déposés des cristaux d'urates.

Ebstein n'a jamais saisi la continuité de ces foyers avec les canalicules urinaires et ne leur a jamais observé de revêtement épithélial.

Il est juste de faire observer d'autre part que cette lésion n'a été vue que dans un nombre relativement restreint de cas, par l'auteur allemand, et qu'il reconnaît lui-même que ces foyers nécrosés peuvent faire défaut.

Dans les reins goutteux atteints de dégénérescence amyloïde très prononcée ayant envahi les vaisseaux, la tunique propre des canalicules et leur voisinage, Ebstein a constaté l'absence de réaction amyloïde dans la sphère des régions nécrosées.

La nécrose doit être considérée comme une lésion rare, nous ne l'avons pas vue signalée par d'autres auteurs et comme nous ne pensons pas que la compétence des nombreux histologistes qui ont étudié le processus goutteux puisse être mise en doute, il nous semble légitime d'admettre dans ces cas une simple différence d'interprétation.

Pfeiffer, co-rapporteur d'Ebstein, au dernier congrès allemand de Wiesbaden, se refuse à reconnaître à la goutte des tendances au pouvoir nécrosique, malgré l'intensité de l'inflammation que peuvent provoquer les dépôts d'urates. Aussi la nécrose est-elle liée pour lui à une cause accidentelle, au traumatisme par exemple, sous quelque forme qu'il se présente.

Du reste, la goutte rénale ne saurait se résumer, même pour Ebstein, dans la présence de foyers de nécrose et il convient de décrire isolément les faits dans lesquels on trouve une néphrite chronique interstitielle avec dépôts d'urate cristallisés dans les canalicules urinaires. Cette éventualité peut d'ailleurs coexister avec la présence de foyers de nécrose.

Enfin, il ne faut pas oublier que le rein peut être parfaitement sain, malgré l'intensité des altérations que l'on constate dans les articulations, et d'autre part, qu'il existe chez les goutteux un type de rein contracté, sans le moindre dépôt uratique. Sur 28 cas de néphrite interstitielle (Dickinson (1), 27 concernaient des sujets, qui avaient été, sans conteste, atteint de goutte pendant leur vie. Basham (2) pense aussi que la néphrite interstitielle est la forme de lésion rénale la plus fréquente dans la goutte.

On a quelquefois observé chez l'homme sain (Virchow, Garrod) des cristaux d'urates dans les reins. Ils sont alors

1. Dickinson. *Loc. cit.*

2. W. R. Basham. *On dropsy connected with disease of the Kidney.* Londres, 1862.

beaucoup plus volumineux que dans la goutte (Garrod) en forme de tablettes rhomboïdales, très longues, ou de colonnes (Virchow), et siégent à l'intérieur des canalicules urinifères (Garrod).

III

On le voit, Ebstein apporte au point de vue anatomique dans l'histoire de la goutte, et de la goutte rénale en particulier, la notion de nécrose. Les foyers nécrosés, entourés d'une zone inflammatoire de réaction, et renfermant des dépôts cristallins représentent ce qu'il nomme les *foyers goutteux typiques*. Leur constatation suffit à affirmer la goutte. A côté de ces foyers nécrosés, en existent d'autres en voie de mortification, foyers « *nécrotisants* » ou les dépôts cristallisés n'existent pas encore.

Non content d'appuyer sa théorie sur des faits anatomiques, Ebstein s'est efforcé de lui donner la consécration expérimentale. Ces expériences avaient été déjà tentées avant lui, sur les oiseaux et les amphibies, animaux fournissant le plus d'acide urique, mais dans le but surtout d'étudier les points de l'organisme où se produit ce corps (Galvani (1), Zaleski (2), Chrzonsczewski (3), Schröder (4), etc.). Ces observateurs observèrent consécutivement à la ligature des uretères des dépôts de sels uriques dans les

1. Galvani. *Du Bois et Reichert's Archiv.*, p. 408, 1865.
2. Zaleski. *Ub. den urâm, Process.* 1865. Tubinsen.
3. Chrzonsczewski. *Virchow's Archiv.* Bd XXXV, s. 174-1866.
4. Schröder. *Du Bois Reymond's Archiv. f. Physiolog.*, 1880 suppl., p. 103.

tissus. Ebstein en liant les uretères chez des coqs a réalisé chez ces animaux un processus, comparable à celui de la goutte. Il n'a jamais eu de suppuration. Il obtint ainsi la production de foyers goutteux typiques analogues, à ceux observés chez l'homme, dans le foie, dans le cœur, etc. Mais fait digne de remarque, les reins malgré la stase d'une urine extrêmement riche en acide urique, ne contenaient aucun de ces foyers, aucun dépôt uratique, à moins que l'on ait au préalable lésé le tissu rénal dans sa nutrition par l'injection sous-cutanée de sels chromiques. Telle est la condition *sine qua non* de l'altération des reins ; les dépôts uratiques sont surtout abondants dans les points où les troubles de nutrition du parenchyme du rein ont été le plus marqués.

Il faut en conclure que les reins résistent mieux que les autres viscères et qu'il est nécessaire pour qu'ils présentent aussi des lésions, qu'ils aient subi non une atteinte légère, comme celle provoquée par la stase urinaire, secondaire à la ligature des uretères, mais une lésion profonde.

L'acide urique a une action directe sur les tissus. En effet, tandis que l'acide urique, ou l'urate de soude déterminent des infiltrations constantes dans le tissu de la cornée chez le lapin, l'urée, la xanthine, la guanine, la créatine, la créatinine, l'acide hippurique n'ont pas réussi à causer une irritation semblable.

L'acide urique est donc une substance qui influence très nettement la nutrition des tissus chez les animaux. Pour Garrod, les urates agissent comme des corps étrangers pour produire une inflammation ordinaire. MM. Cornil et Ranvier expriment une opinion analogue. Cantani ne croit pas à l'action irritative de l'acide urique. Damsh injectant de l'urate de soude aux lapins, dans la veine jugulaire, trouva 15 à 20 minutes après l'opération des traînées blanches, très fines, parallèles aux canalicules urinaires, surtout dans la substance médullaire. Ces traînées blanches sont formées de masses amorphes d'urates occupant la lumière des canalicules, aplatissant les épithéliums, qui sont plus ou moins altérés.

L'acide urique et l'urate de soude ne sont pas seulement des irritants mécaniques, mais des *poisons chimiques*. Les urates circulent dans le sang sous forme de combinaisons uriques neutres. Ils cristallisent dans les dépôts goutteux sous forme de composés acides, principalement d'urate acide de soude. Pour cela, un acide libre est nécessaire, mais sa formation est exclusivement soumise à des conditions locales. Cet acide libre n'est manifestement présent que dans les parties nécrosées, c'est un effet de la nécrose. La nécrose peut être causée par les urates, ou d'autres causes (sels chromiques). Les foyers cristallisés uratiques des cartilages goutteux sont limités aux parties cartilagineuses, dépourvues de vitalité et à réaction acide. En dehors des foyers de nécrose où il y a dépôts d'urates acides, les sels uriques peuvent provoquer des processus de nécrose ou d'inflammation, sans qu'il doive nécessairement y avoir alors, comme l'admet Garrod, des urates cristallisés.

Il peut y avoir néphrite goutteuse sans dépôts d'urates cristallisés ; M. le professeur Charcot avait déjà signalé ce fait et M. Lancereaux admet que les dépôts uratiques ne se rencontrent que quelquefois dans les reins goutteux.

IV

La théorie célèbre de Garrod repose comme on le sait sur une double base, à savoir l'uricémie d'une part, d'autre part l'imperméabilité du rein, que cette dernière soit imputable à un simple trouble fonctionnel (période de début), ou à une lésion définitive (néphrite avec atrophie). Ces prémisses que Garrod étayait sur toute une série de preuves, tirées de la clinique et fondées sur l'analyse chimique, furent d'abord universellement admises comme les fondements scientifiques de la pathogénie de la goutte. Néanmoins, M. le professeur Charcot restait réservé, et déclarait que si ces données fondamentales peuvent servir de base à une doctrine pathogénique de la goutte, il n'y a pas encore là une théorie vraiment physiologique. De son côté, Henle disait dans sa pathologie rationnelle qu'il était impossible d'écrire une histoire physiologique de la goutte sur la seule donnée que les symptômes morbides résultent de la présence de l'acide urique.

Voyons ce qu'il en est de l'imperméabilité du rein, qui serait gravement compromise dès le début : Garrod reconnaissait même pour origine à certains accès goutteux la cessation brusque du pouvoir éliminateur des reins, vis à vis de l'acide urique.

Garrod trouva chez ses malades en même temps qu'un

excès d'acide urique dans le sang, une diminution de cet acide dans la goutte aiguë et même chronique. Lehmann, Rank, Bartels, Mering ont obtenu des résultats analogues à ceux de Garrod. Mais Ebstein fait remarquer que la plupart de ces recherches ont été faites dans les hôpitaux.

M. le professeur Bouchard a examiné avec soin les urines des goutteux dans la période intercalaire, et il a obtenu des chiffres égaux ou supérieurs à la normale. Donc, conclut-il, le rein goutteux, en dehors de certaines complications (néphrite interstitielle, cachexie), n'est imperméable pour l'acide urique, ni hors l'accès, ni pendant l'accès. M. le professeur Bouchard au lieu d'une diminution dans l'excrétion, admet une véritable décharge uratique pendant les accès. M. Lécorché se basant sur une dizaine d'analyses, faites avec soin, arrive aux mêmes conclusions que M. Bouchard. L'excrétion d'acide urique, légèrement diminuée avant l'accès, double pendant l'attaque.

Donc l'imperméabilité rénale, second terme de la formule de Garrod, ne semble pas confirmée par les recherches modernes.

Pour Senator, s'il est certain que les reins sont fréquemment atteints dans le cours de la goutte et surtout dans les formes atypiques chroniques, il est loin d'en être de même au début, et quand apparaissent les premiers accès typiques.

Ebstein admet que dans la goutte ordinaire, la goutte primitive des articulations, d'après la dénomination qu'il lui donne, les reins ne participent à la maladie d'une manière constante, que longtemps après le début. Chez certains goutteux, les reins peuvent rester indemnes jusqu'à la mort, alors cependant que les articulations et les autres viscères sont profondément atteints.

A ce sujet, il est peut-être bon de rapporter deux observations, intéressantes à ce point de vue.

OBSERVATION I (Cruveilhier)

Il s'agit d'un malade observé par Fauconneau-Dufresne, et dont l'histoire a été rapportée par Cruveilhier. Un capitaine, en retraite, âgé de 50 ans, avait depuis dix ans des accès de goutte dont la violence allait toujours en croissant.

C'est pendant un de ces accès qu'il fut porté à l'hôpital de la Charité.

Le malade avait une soif intense, de la diarrhée, de la fièvre. Il avait beaucoup dépéri depuis quelque temps.

La douleur et la fièvre cédèrent au traitement; mais la diarrhée persista.

Au bout de peu de temps, la fièvre reprit, il survint des vomissements et le malade succomba.

A l'autopsie on trouva des lésions très prononcées dans les articulations, les os, les muscles et les cartilages de l'oreille. Dans le côlon descendant, existaient de nombreux abcès surtout étendus vers la partie inférieure.

Les reins étaient complétement indemnes.

OBSERVATION II (Bramson (1), cité par Ebstein).

Il s'agissait d'un ouvrier âgé de 55 ans, souffrant de dou-

1. Bramson. *Zeitschrift für rationnelle médizin.* Band III, s. 175, 1845.

leurs arthritiques depuis 20 ans. Le malade succomba aux progrès d'une tuberculose des poumons.

Les lésions goutteuses étaient manifestes, même au niveau des tendons et du système vasculaire, (les plaques athéromateuses de l'aorte contenaient de l'acide urique) ; les organes urinaires furent trouvés sains.

Il ne faudrait pas cependant croire que de pareils faits d'ailleurs un peu ancien, soient si fréquents ; il s'agit surtout alors de goutteux qui succombent du fait de complications, avant que les reins eux-mêmes ne participent au processus morbide.

En effet, les reins sont très ordinairement lésés à un stade plus ou moins tardif dans la goutte articulaire primitive. A mesure que les voies d'élimination des urates (canaux du suc, Ebstein) se réduisent dans les cartilages et le tissu conjonctif, à la suite de processus nécrosiques (Ebstein) la stase urique augmente le nombre des organes affectés par le processus de la goutte.

Les reins sont à ce point de vue tout spécialement exposés. On ne saurait pas dire en effet, même en admettant comme démontrée la théorie d'Ebstein sur les foyers de nécrose, que la réaction inflammatoire qui se développe autour d'eux suffise à expliquer tous les cas de néphrite uratique. Dans un de ses mémoires, Ebstein, en se fondant sur la réquence de l'inflammation interstitielle dans le rein goutteux dappre que le plus souvent on ne peut la considérer comme une expansion de l'inflammation, développée autour des foyers de nécrose, qui s'observent surtout et en plus grand nombre dans la région papillaire. Les liquides nourriciers chargés d'acide urique, qui circulent dans le tissu interstitiel, les lymphatiques et les vaisseaux du rein, sont capables de provoquer des altération de natures diverses, inflammatoire ou nécrosique. Enfin, ajoute Ebstein, les urates une fois éliminés par les glomérules, peuvent séjourner plus ou moins longtemps dans les canaux excréteurs.

Dès lors il est simple de concevoir la genèse des divers processus qui peuvent atteindre le rein chez les goutteux.

Si le processus nécrosique fait défaut, il ne se produira pas de dépôts uratiques, mais seulement une néphrite interstitielle, et l'on aura le petit rein goutteux sans dépôts d'urates (Charcot, Lancereaux, Ebstein). La conception d'Ebstein rend compte de ce fait déjà signalé expressément par Virchow, que les lésions inflammatoires siégent surtout dans la portion sécrétante du rein, alors que les infarctus uratiques se trouvent principalement dans la portion excrétante, fait qui ne se concevrait guère, si l'on admettait que les infarctus sont la cause de la néphrite.

Dans le cas où la néphrite interstitielle existe sans dépôts uratiques, Virchow admet l'action irritante de l'urate de soude en solution.

Aussi à côté de la néphrite goutteuse type, du « *gouty Kidney* » de Cycley, de Todd, de Garrod, et des auteurs anglais, qui est constitué par l'association de la néphrite interstitielle et des dépôts uratiques, faut-il admettre dans la goutte la néphrite interstitielle, le rein contracté et granuleux, comme un fait très fréquent (1).

1. Les kystes du rein, qui ne font que rarement défaut, à l'état isolé, dans la néphrite interstitielle des goutteux, peu-

La néphrite parenchymateuse est infiniment plus rare (Lécorché) dans la goutte. Nous avons déjà signalé la fréquence des lésions amyloïdes dans le rein goutteux.

Doit-on décrire le rein granuleux, la pyélo-néphrite calculeuse, le rein goutteux de Rayer, comme une des variétés des lésions rénales chez les goutteux? Virchow, Rendu, établissent à ce propos une distinction tranchée. Tout en reconnaissant avec les vieux cliniciens (Erasme, Sydenham, Morgagni, Scudamore, Trousseau, la grande affinité de la goutte et de la gravelle, qui s'associent souvent (la goutte une fois sur trois est accompagnée de gravelle, et une fois sur huit est annoncée par la gravelle des parents, Bouchard), ces auteurs admettent qu'il ne s'agit pas de la même maladie, mais bien des deux affections relevant également de troubles de la nutrition.

Au contraire, M. Lécorché, pour qui les calculs d'urate de soude des calices ou des bassinets ne sont que des tophus du rein, pense qu'il n'y a pas lieu de séparer la gravelle de la goutte.

Dans ces cas les lésions sont fort complexes et il survient tôt ou tard des accidents de pyélo-néphrite avec ou sans suppuration.

vent devenir prédominants. Dans un cas de Lorey (*Soc. anat.* 1874) les reins avaient quintuplé de volume et leur substance était remplacée par d'innombrables kystes.

V

SYMPTOMES DE LA NÉPHRITE GOUTTEUSE SECONDAIRE.

Avant de donner un court résumé des troubles divers imputables à la néphrite qui vient plus ou moins tardivement compliquer la goutte, et peut provoquer la terminaison fatale, nous donnerons une observation personnelle, concernant un goutteux, qui succomba dans un accès d'urémie.

OBSERVATION III

T. Hipp..., 64 ans, propriétaire, appartient à une famille de goutteux et de migraineux. Embonpoint léger.

Dans sa jeunesse, il était fort sujet aux épistaxis et aux migraines. Son premier accès de goutte articulaire aiguë, d'une grande intensité, le prit à 29 ans.

Depuis lors, les accès se sont reproduits un certain nombre de fois; une fois par an d'ordinaire, sans règle bien déterminée.

Depuis une dizaine d'années les attaques sont moins régulières, elles se bornent souvent à des douleurs vagues au niveau des gros orteils, ou du genou droit.

Troubles dyspeptiques survenant par périodes (digestions laborieuses), crises diarhéiques.

T..., est bien conservé, très vigoureux; il est légèrement athéromateux, pas de troubles pulmonaires. Hémorrhoïdes. Caractère violent, querelleur.

Depuis quelques mois, T... se plaignait de douleurs vagues dans les membres inférieurs, de malaise, de lassitude. Maux de tête fréquents, continus, n'affectant nullement le caractère des accès de migraine de sa jeunesse.

L'examen des urines qui a été pratiqué à différentes reprises a révélé la présence d'albumine en faible quantité ; pas de troubles vésicaux.

En septembre 1886, le malade, après quelques prodromes, est pris d'accès convulsifs. Urines rares, albumineuses, myosis, il succombe dans le coma.

La néphrite interstitielle goutteuse reste souvent latente pendant fort longtemps. Elle demande à être cherchée; ses signes sont du reste les mêmes que ceux de la néphrite interstitielle vulgaire (polyurie, urines claires, pollakiurie, palpitations, hypertrophie du cœur gauche, bruit de galop, etc.). L'œdème est rare et peu prononcé, il survient par poussées et coïncide généralement avec une diminution de la quantité des urines (Labadie-Lagrave). M. Lécorché croit qu'il se produit alors une poussée de néphrite parenchymateuse.

Les douleurs rénales dont se plaignent assez fréquemment les goutteux (Garrod, Charcot), relèvent tantôt de la gravelle et tantôt de congestion passagère (Rendu).

Elles s'accompagnent quelquefois d'hématurie et d'albuminurie.

La lésion rénale, jusque-là insidieuse, peut provoquer des accidents urémiques menaçants.

Céphalée, vomissements, dyspnée (avec respiration de Cheyne-Stokes) convulsions éclamptiques, délire quelquefois furieux et rappelant le délire alcoolique (Huchard) (1), myosis, coma, et se termine par la mort.

Ce sont des faits de ce genre, bien étudiés de nos jours, qui ont conduit un certain nombre d'auteurs à réduire de beaucoup le nombre des cas de *goutte remontée* au cerveau où à l'estomac (Fournier, Lécorché, Rendu, Labadie-Lagrave, etc.). Si l'on considère « d'une part les altérations « rénales développées par la goutte, si d'autre part on étu- « die les symptômes de certaines formes de goutte, dites « *gouttes rétrocédées vers le cerveau*, il ne paraît pas impro- « bable que cette diathèse puisse développer des phéno- « mènes d'urémie » (Fournier). D'autre part, M. Rendu écrit qu'il ne faut pas oublier qu'à la période des accidents « viscéraux de la goutte, le rein est presque tou- « jours malade et que l'urémie affecte souvent la forme gas- « tro-intestinale », et il cite à ce point de vue les observations de Budin (2) et de Moxon (3).

Les altérations du système cardio-vasculaire favorisent l'explosion des accidents urémiques chez les goutteux ; il faut tenir compte aussi de l'état de leur foie « dont « l'intégrité est si importante en raison de sa fonction « d'organe destructeur des substances toxiques formées « dans les voies digestives » (Huchard).

Il est nécessaire de faire remarquer que les accidents rénaux peuvent, suivant la remarquable description qu'en

1. Huchard. *Semaine méd.*, 1886.
2. Budin. *Soc. anat.*, 1873.
3. Moxon. *Case of gout of the stomach, and phlegmonous. colitis Transact. of the path. Soc. of London.* T. XXII.

donne M. Rendu, dans son article, que nous avons souvent cité, se présenter sous deux types différents, suivant l'état du myocarde : La forme brusque (Obs. III) qui se voit surtout chez les sujets vigoureux, dont le cœur hypertrophié n'a pas faibli et la forme chronique rappelant le type clinique de l'asystolie (battements du cœur sourds, irréguliers, œdèmes généralisés, etc.).

Une des raisons qui rendent souvent fort délicat le diagnostic de l'urémie liée au rein goutteux, est précisément la coexistence chez le même sujet, de la goutte et de la lésion rénale. Et en effet, les formes cliniques de l'urémie correspondent à des types à peu près semblables de goutte. L'encéphalopathie urémique rappelle par plus d'un trait, la goutte remontée au cerveau, et toutes les deux peuvent se manifester par de la céphalée prémontoire, des accidents convulsifs, délirants, comateux, etc.

Il en est de même pour les troubles gastro-intestinaux, et cardio-pulmonaires, et l'on ne saurait s'entourer de trop de précautions pour établir un diagnostic exact. L'albuminurie et le myosis, dont M. le professeur Bouchard a bien mis en relief l'importance clinique, fourniront des éléments précieux au diagnostic.

VI

GOUTTE RÉNALE PRIMITIVE (Ebstein).

« Il y a des cas, où l'autopsie montre que les reins sont « attaqués de goutte au plus haut degré et parsemés de « dépôts cristallins d'urates, plus ou moins considérables, « tandis que les articulations sont parfaitement libres de « toute altération goutteuse. Je désigne ces cas sous le nom « de goutte primitive des reins ».

Ebstein (1).

Il n'est que légitime de rapprocher de ces lignes d'Ebstein, l'opinion de Garrod, qui admet que le tissu conjonctif du rein peut dans certains cas être lésé en premier lieu, avant les jointures, sans que rien n'appelle l'attention de ce côté. Ce serait une sorte de *goutte larvée rénale* (Jaccoud et Labadie-Lagrave).

D'un autre côté, M. le professeur Bouchard, dont les remarquables travaux ont été trop négligés par Ebstein, a eu le grand mérite de constituer sur des bases pathogéniques sérieuses, la famille naturelle de la goutte, d'en montrer les affinités morbides. La goutte, suivant l'expression de Trousseau, occupe tout l'organisme et sa localisation articulaire, rénale, ou autre est en somme secondaire et n'indique nullement le début de la maladie. Dès

1. Ebstein. *Loc. citato*, p. 176.

lors, il est facile de concevoir la possibilité d'une détermination rénale antérieure à l'accès articulaire, et le retentissement précoce sur le rein, l'organe d'excrétion par *excellence des déchets de la nutrition.*

On sait les nombreux travaux auxquels a donné lieu *l'histoire des albuminuries transitoires ou cycliques,* principalement en Angleterre ; certains auteurs autorisés ont soutenu et cherché à démontrer que toutes ces albuminuries *périodiques* de l'adolescence ne se voyaient que chez les futurs goutteux (Lécorché et Talamon).

OBSERVATION IV (Ebstein).

Un domestique de 24 ans, traité à différentes reprises à la clinique d'Ebstein, pour une néphrite chronique, avec accès ultérieurs d'inflammation rénale hémorrhagique, hypertrophie du cœur et symptômes d'urémie aiguë et chronique, mourut dans le service d'Ebstein dans un accès d'urémie convulsive. Il avait été auparavant d'ailleurs hydropique à plusieurs reprises. L'autopsie faite par Orth, montra outre l'hypertrophie et la dilatation du cœur gauche, la dégénérescence graisseuse généralisée du myocarde et une myocardite fibreuse du ventricule gauche, une induration rouge des poumons, l'œdème des organes de la gorge, une péricardite chronique, une entérite folliculaire, une tuméfaction des ganglions mésentériques et une néphrite uratique.

Les deux reins, en effet, présentaient une surface irrégulière et bosselée. A la coupe, la substance corticale paraissait un peu atrophiée. Le petit volume de la substance médullaire était surtout étonnant, comparé à la masse considérable de graisse qui occupait le hyle de l'organe. L'on voyait çà et là dans les deux reins des taches crayeuses d'urate de soude. La consistance du rein était ferme. Il n'existait aucune altération goutteuse des articulations.

On trouva à la coupe dans les reins des foyers nécrosiques traversés par des dépôts cristallins d'urates, autour desquels s'était développée une réaction inflammatoire. Les dépôts cristallins des foyers nécrosés étaient si compacts que l'on ne voyait d'abord rien du tissu nécrosé.

Or ce malade n'avait jamais offert de symptômes articulaires ou autres qui eussent permis de penser à la présence de la diathèse goutteuse.

Contrairement à Senator, Ebstein admet que les altérations articulaires ne manquent jamais dans la goutte vulgaire, et de même pense que les reins peuvent être atteints exclusivement, sans participation des cartilages, dans la goutte rénale primitive.

Le premier symptôme de la goutte rénale primitive est la maladie rénale, les autres phénomènes ne surviennent qu'ultérieurement et l'observation qui précède montre qu'ils peuvent manquer.

Aussi à côté des cas rares, très rares même il est vrai, de goutte articulaire avec intégrité de reins, il peut exister des faits de goutte rénale primitive, sans lésion aucune du côté des jointures.

D'autre part, il peut exister de l'arthrite uratique dans la néphrite chronique. « Une altération à signaler dans « les cas de néphrite atrophique ancienne, est l'incrusta- « tion des cartilages articulaires par des urates de soude « et de chaux. Il est commun ainsi que je m'en suis as-

« suré de rencontrer chez les individus qui succombent « aux progrès de cette affection, les cartilages des articu- « lations métatarso-phalangiennes du gros orteil, plus ra- « rement ceux des articulations des pouces et des genoux, « semés de taches ou saillies jaunâtres, produites par l'in- « filtration de cristaux uratiques dans les cellules cartila- « gineuses et cela même chez les individus qui préten- « daient n'avoir jamais eu le moindre accès de goutte. « Dans un cas qui m'est personnel (*Atlas d'anatomie pa- « thologique*, p. 214), cette infiltration se rencontrait non « seulement dans la plupart des articulations, mais encore « dans les valvules du cœur ; aussi me paraît-il fort admis- « sible qu'elle devait être le résultat de l'insuffisance d'é- « limination de l'acide urique par le rein. Lancereaux (1) ».

Buhl (2) regarde aussi l'*arthritis uratica*, comme une lésion assez commune dans le mal de Bright, lorsque celui-ci a une longue évolution et la néphrite uratique n'est qu'une complication de la néphrite granuleuse.

Quel est l'étiologie et le processus pathogénique de la goutte rénale primitive ? Toute lésion des reins qui entraîne l'élimination normale de l'acide urique peut provoquer la goutte rénale primitive (Ebstein).

Mais pourquoi telle lésion rénale, qui le plus souvent ne provoque que des troubles négligeables dans l'excrétion de l'acide urique, ou qui même diminue nota-

1. Lancereaux. *Dictionnaire encyclopédique*. Art. Rein, p. 201.

2. Buhl. *Mittheilungen aus dem. patholog. Instit. zü München*. Stuttgart 1878, p. 50.

blement cette excrétion (Freirichs), ne provoque-t-elle que dans certains cas très rares des localisations goutteuses? Y a-t-il une question d'étiologie? Ebstein se le demande à propos de la goutte saturnine, mais sans arriver à une conclusion ferme et arguant de son peu d'expérience à ce sujet, et des recherches peu concluantes de Jacob, chez les mineurs de Harz, il conclut que ces questions sont loin d'être tranchées et réclament des observations nouvelles étendues et faites avec soin et circonspection.

Néanmoins, il semble bien nettement admettre une « disposition individuelle pour la goutte comme indispensable au développement de cette maladie ». Il s'agit dans ce cas d'une prédisposition, innée et permanente, pouvant rester latente ou se développer sous l'influence de causes occasionnelles diverses. Cette prédisposition semble héréditaire, et consiste en un trouble de l'évolution nutritive, qu'Ebstein pense devoir être attribué à la formation d'acide urique en des lieux insolites et cela notamment dans les muscles et les os.

La goutte rénale primitive, c'est-à-dire la goutte qui avant toute localisation articulaire s'attaque au parenchyme rénal peut être aussi dans certains cas héréditaire, ainsi qu'en témoigne l'observation suivante, qui nous a été remise par le malade.

OBSERVATION V

Il s'agit d'un jeune médecin, actuellement âgé de 29 ans fils et parent de goutteux, de bonne santé habituelle, et présentant un léger embonpoint.

A 14 ans, il eut la migraine, et les accès en étaient si rapprochés qu'il dut interrompre, pour quelque temps, ses études.

A 21 ans, il eut à Lyon, où il habitait depuis un an, une fièvre typhoïde, d'évolution régulière.

A 29 ans, [illegible] une névralgie faciale très intense.

A 35 ans, [illegible] (0 gr. 50 par litre), qui persista en s'atténuant pendant un mois.

Le médecin, qui lui donna ses soins, attribua cette albuminurie à l'irritation produite par l'acide urique.

Depuis lors, il urine constamment de l'albumine, en minime quantité. Tous les [illegible] mois, [illegible] de façon presque périodique, une crise diarrhéique (6 à 8 selles sans douleur).

Pas de troubles digestifs, rien au cœur.

Sans donner cette observation, comme absolument probante, [illegible] semble témoigner de l'atteinte du parenchyme rénal; n'est-il pas illégitime d'admettre avec le médecin qui l'a soigné, et qui jouit, à juste titre, dans le corps médical, d'une certaine notoriété scientifique, l'action directe de l'acide sur le rein urique.

VII

En 1854, Garrod (1), dont le nom revient à chaque page dans l'histoire de la goutte, signalait comme coïncidence pathologique remarquable, que le quart des goutteux soignés dans son hôpital étaient des saturnins. Ce fait avait déjà été signalé expressément par Parry (2). Cette question a fait depuis l'objet d'un grand nombre de travaux, parmi lesquels nous citerons plus particulièrement ceux de M. Charcot (3), les premiers publiés en France et un travail de M. Lancereaux (4).

Nous ne saurions insister longuement sur ce point, et notre but est de rechercher si, dans l'histoire de la goutte saturnine, on ne peut trouver quelques points capables

1. Garrod. *Méd. chir. transact.* Londres, vol. XXXVI, 1854.

2. Parry. *Gout from lead.* Londres, 1825.

3. Charcot. *Gazette hebdomad.*, 1863, p. 433.

4. Lancereaux. *Arch. génér. de médecine.* Décembre 1881, p. 641. Voir encore Todd. *Loc. cit.* 1857 ; Bence Jones. *The Lancet*, 1856 ; W. Begbie (*Edinb. med. Journ.*, 1862) ; Ollivier (*Archiv. gén. de méd.*, 1863) ; Lancereaux (*Soc. de Biolog.*, 1870) ; Potain et Bucquoy (*Soc. méd. des hôpitaux*, 1868) ; Halmagrand (Th. Paris, 1876) ; Pouey (Thèse Paris, 1877) ; Verdugo (Th. Paris, 1883) ; Richardière (*France méd.*, 1883) ; Rendu (*Dict. encyclop.*, etc., etc.

d'éclairer la question encore fort obscure de la goutte rénale primitive, telle que l'a exposée Ebstein.

A ce propos nous rapportons d'abord l'observation d'une malade que nous avons pu observer quoique incomplétement cette année à la consultation de l'Hôtel-Dieu.

OBSERVATION VI

P..., 45 ans, peintre en bâtiment.

Mère rhumatisante. Père mort de tuberculose. A 27 ans, colique saturnine; à 28 ans, nouvelle colique : a 32 ans, colique de plomb; à 35 ans, pneumonie ; jamais de paralysie.

Le malade a remarqué depuis longtemps qu'il urinait beaucoup et souvent, pas d'autres troubles de la santé ; bon appétit, digestion normale. Rien au cœur, rien au poumon. Pas d'obésité, artères dures. Liseré gingival caractéristique.

Le malade se présente à la consultation pour un accès de goutte typique du gros orteil droit, datant de 3 jours, et s'accompagnant de vives douleurs. Les urines sont albumineuses. Le malade refuse d'entrer à l'hôpital ; il revient le samedi suivant la douleur a à peu près disparu, ainsi que le gonflement et la rougeur, l'urine contient encore de l'albumine. Malgré sa promesse, nous n'avons plus revu notre malade.

Certains auteurs ont voulu voir dans la leçon rénale la maladie *primaire*. « Cette espèce de goutte, qui se « rattache à une intoxication plombique, affecte de pré- « férence les reins, et le sujet meurt par ses lésions ré- « nales avant que ses jointures ne soient atteintes » Dickinson.

Pour Ebstein, le plomb lèse le rein et grâce à cette lésion, la goutte rénale primitive peut se développer, si l'individu a une disposition goutteuse. Il se passe en un mot quelque chose de comparable à ce qu'il a réalisé expérimentalement. La ligature des uretères chez le coq, ne détermine des dépôts uratiques dans le rein, que si le rein est lésé (injections sous-cutanées de sels chromiques).

De sorte que la lésion rénale serait l'élément intermédiaire entre l'intoxication plombique et la goutte saturnine.

Par contre, M. Rendu pense que le plomb agit véritablement comme cause déterminante de la goutte ; s'il ne crée pas la diathèse, il provoque un ensemble de lésions et de conditions pathologiques tellement similaires, que la moindre occasion (traumatisme, refroidissement, écart de régime, etc.) éveille les accidents articulaires tout comme chez les goutteux. Cette opinion diffère on le voit notablement de celle d'Ebstein.

De ses recherches anatomiques, M. Lancereaux conclut que néphrite et arthritre saturnines sont des affections identiques à la néphrite et à l'arthrite goutteuses, et en raison de la différence d'étiologie, il faut admettre comme processus pathogénique commun un trouble primordial de l'innervation nutritive dans les deux cas.

CONCLUSIONS

1° Il semble résulter des recherches anatomiques et expérimentales d'Ebstein que l'acide urique, formé en excès, agit sur les tissus, non à la façon d'un corps étranger, mais comme un poison chimique, pouvant provoquer des processus inflammatoires, susceptibles de résolution et des lésions nécrosiques, permanentes et définitives ;

2° La nécrose d'origine uratique, regardée par Ebstein comme la lésion type de la goutte, ne paraît pas être fréquente, et les faits signalés par cet auteur ont été attribués à des causes accessoires (traumatismes). Il est permis d'admettre dans ces conditions, qu'il s'agit bien moins d'un processus, qui aurait échappé à l'investigation des anatomo-pathologistes, que d'une différence d'interprétation ;

3° A côté de la goutte articulaire commune, primitive de Ebstein, qui se complique souvent à une période plus ou moins avancée de lésions rénales, certaines observations, peu nombreuses du reste, autorisent à penser qu'il peut existe une forme de la goutte caractérisée par le début des lésions dans le rein et l'apparition tardive, ou même l'absence de symptômes articulaires.

Imprimerie de l'Ouest, A. Nézan, Mayenne.

www.ingramcontent.com/pod-product-compliance
Lightning Source LLC
LaVergne TN
LVHW012015160826
845678LV00002B/854

* 9 7 8 2 3 2 9 6 6 6 2 2 8 *